ÉTUDE

SUR LA PLEURÉSIE

PARTICULIÈREMENT

SUR SES PHÉNOMÈNES PHYSIQUES

ÉTUDE

SUR

LA PLEURÉSIE

PARTICULIÈREMENT

SUR SES PHÉNOMÈNES PHYSIQUES

PAR

T.-V. MEUVRET

DOCTEUR EN MÉDECINE DE LA FACULTÉ DE PARIS

ancien Élève des Hôpitaux, Médaille de Bronze (1861).

PARIS

A. PARENT, IMPRIMEUR DE LA FACULTÉ DE MÉDECINE,

31, rue Monsieur-le-Prince, 31.

—

1863

A M. BARBIER

Médecin à Thorigny.

A MES PARENTS

A MON AMI HENRI GUILLET

ÉTUDE

SUR

LA PLEURÉSIE

PARTICULIÈREMENT SUR SES PHÉNOMÈNES PHYSIQUES

§ 1er. *Introduction.*

Il n'y a pas de question en apparence si simple qui ne présente des difficultés et des points de discussion lorsqu'on l'étudie avec quelque soin. Cette observation, incontestable pour les grands problèmes de philosophie médicale, est également applicable à ceux d'un ordre moins élevé. Il semble, en effet, que les questions dont la solution se trouve dans l'ordre des sciences physiques et mécaniques doivent être facilement résolues : il n'en est rien cependant. Les problèmes de physique et de mécanique qui s'élèvent à propos des maladies sont toujours de nature complexe parce qu'il s'y associe un nombre plus ou moins considérable d'éléments de pure vitalité, et dès lors la solution que l'on croyait facilement trouver présente des difficultés inaperçues au premier abord.

Nous avons rencontré plusieurs des difficultés auxquelles nous faisons allusion dans l'étude de la pleurésie, l'une des questions où se présente le plus grand nombre de problèmes de physique, de statique et de mécanique.

Après avoir étudié la plupart des problèmes physiques que présente cette maladie, il nous a paru intéressant de les rapprocher et de les réunir dans un travail d'ensemble.

Comme on le voit, notre but n'est pas d'étudier la pleurésie ; nous voulons seulement détacher de cette affection quelques-uns des points de son histoire qui nous ont paru mériter de l'intérêt. Nous verrons que si les explications mécaniques ont droit d'y intervenir avec un certain degré d'à-propos et de justesse, elles doivent subir quelques modifications et restrictions en raison des phénomènes d'un autre ordre, les phénomènes vitaux, qui, en s'ajoutant aux influences précédentes, viennent en modifier l'action et la portée. Nous nous bornerons à ces considérations générales dont les développements suivants feront mieux comprendre l'importance.

§ II. *De la circonscription et des limites de l'épanchement pleurétique.*

Plus d'une fois nous avons été frappé de ne pas voir l'épanchement pleurétique obéir aux lois de la pesanteur et résister en quelque sorte à toutes les conditions de la statique des liquides. Ce fait devait d'autant plus attirer notre attention que dans certaines circonstances déterminées, les liquides accumulés dans la plèvre restent parfaitement soumis aux lois de l'équilibre et du déplacement des liquides.

Si nous prenons pour exemple l'épanchement intra-péritonéal qui constitue l'hydropisie ascite, nous voyons : que ce liquide s'accumule dans les parties relativement déclives de la cavité abdominale ; que si l'on fait changer la position du malade, le liquide abandonne les parties qu'il occupait primitivement pour se réunir dans les points devenus inférieurs ; que la limite supérieure du liquide pré-

sente la disposition d'un plan horizontal, et que, réciproquement,
l'intestin, en raison de sa légèreté, flotte toujours dans la partie
supérieure du liquide, quelle que soit d'ailleurs la position du corps
du malade.

Dans ce cas, nous voyons évidemment le liquide obéir aux lois
de l'hydrostatique, fait qui n'a nullement lieu de nous surprendre
puisque , en somme, les lois physiques trouvent tout aussi bien
leurs applications dans la nature organisée que dans la nature inor-
ganique, et, à cet égard, nous pourrions ne pas attacher une grande
importance à ce fait. Mais ce qui attire particulièrement l'attention, c'est que cette manifestation d'une loi physique prend pour le
médecin une importance considérable au point de vue du diagnostic. Le fait qu'une matité abdominale se déplace et affecte dans sa
limite supérieure la forme d'un plan parfaitement horizontal, devient, d'une manière incontestable, le signe d'un épanchement de liquide dans la cavité péritonéale.

Si nous transportons ces considérations à la cavité de la plèvre,
nous ne trouverons pas toujours une application aussi constante des
lois de la pesanteur; et, si nous tenions absolument à les voir se
réaliser dans toute leur rigueur, nous serions exposés à plus d'un
mécompte de diagnostic.

Cependant, dans des circonstances que nous spécifierons plus
loin, en soumettant à l'observation quelques individus affectés d'é-
panchement intra-thoracique, nous voyons les choses se comporter
exactement comme dans l'ascite. Ainsi, le malade étant assis ou dans
la position verticale, nous constatons l'existence d'une matité occupant le tiers inférieur de la plèvre par exemple, et la limite supérieure de cette matité suit une ligne exactement horizontale, en
sorte qu'en coupant la poitrine transversalement par un plan suivant cette ligne, la matité est au-dessous et la sonorité au-dessus. La
base du poumon est dès lors complétement immergée dans le liquide, aussi bien en avant qu'en arrière, avec une différence à l'a-
vantage de la partie antérieure qui plonge moins dans le liquide;

le diaphragme étant plus relevé en avant. Ensuite, si nous faisons coucher le malade dans la position inclinée en arrière, nous constatons que la matité est remontée à la partie postérieure du tronc, par exemple jusqu'aux deux tiers inférieurs de la paroi thoracique, tandis qu'elle a disparu en avant et sur les côtés; mais sa limite supérieure reste toujours horizontale, le liquide obéissant ici uniquement aux lois de la pesanteur. Dans ce cas, nous nous représentons très-bien que le poumon baigne dans le liquide par une plus grande hauteur de sa face postérieure, de son bord inférieur et postérieur par la moitié postérieure de sa base, mais que la moitié antérieure de celle-ci a émergé en se relevant à mesure que le malade s'inclinait en arrière. Alors la limite supérieure de la matité trace sur la paroi thoracique une ligne qui n'est plus dirigée directement d'arrière en avant, mais qui est oblique d'arrière en avant et de haut en bas, commençant en arrière plus haut que précédemment et en avant se terminant plus bas, c'est-à-dire qu'elle croise en X la ligne précédente. Sans entrer dans de nouvelles explications faciles à saisir maintenant, nous pouvons voir chez le même malade que la matité se déplace de nouveau et se porte en avant si on le fait coucher sur la paroi antérieure du thorax.

Jusqu'ici pas de difficulté, nous assistons à une application exacte des lois de la pesanteur. Mais, si nous analysons avec soin les faits que nous venons de présenter et qu'on pourrait se croire autorisé à rapporter à la pleurésie, nous voyons qu'il ne s'agit pas de pleurésie réelle. Dans ces cas, le liquide épanché dans la plèvre est de la sérosité pure et simple, et nous en avons la démonstration dans ce fait que l'épanchement est double et accompagne ou une maladie du cœur ou une maladie de Bright, ou, toute autre affection accompagnée d'anasarque. Dans la pleurésie proprement dite, c'est-à-dire dans l'inflammation de la plèvre, les choses ne se passent plus ainsi : quand l'épanchement est formé, on conçoit très-bien qu'il devrait comme le précédent obéir aux lois de la pesanteur et se déplacer suivant la position du malade, mais l'observation vient démontrer que cette influence est contrebalancée et arrêtée dans sa manifestation par des influences d'un ordre nouveau. Je veux parler des influences morbides. Pour bien comprendre les obstacles que le liquide va éprouver dans ses conditions statiques, il faut assister en quelque sorte à la formation de l'épanchement et au mode de son établissement dans la plèvre.

Il ne faudrait pas croire que le liquide de l'épanchement pleurétique, soit le premier produit de la pleurésie, il ne faudrait pas croire que ce liquide soit versé au hasard et en liberté dans la ca · vité pleurale, et qu'il se forme indifféremment ici où là. En général la pleurésie est partielle, le plus souvent elle occupe une étendue circonscrite de la base du poumon et de la cavité thoracique correspondante. Là et dans une étendue variable d'ailleurs, la plèvre pulmonaire et la plèvre costale laissent sourdre une sérosité d'abord fortement fibrineuse qui se concrète et constitue d'abord des adhérences glutineuses qui se révèlent à l'auscultation par un frottement initial doux. Cette rosée séreuse augmente ensuite, le liquide devient de moins en moins fibrineux et ne se coagule plus en totalité. Mais comme on le voit, il n'est pas libre ; ses premières portions sont emprisonnées dans le réseau primitivement formé, il est interné en quelque sorte dans de petites loges partielles. A mesure que l'épanchement augmente. ces loges se rompent et communiquent entr'elles ; mais il reste sur les limites du liquide une barrière, celle des premières adhérences entre le poumon et la paroi thoracique. De plus, si nous suivons les traces de la fibrine coagulée, nous les trouvons sur la surface pulmonaire d'une part et sur la plèvre costale de l'autre, dans les limites mêmes de l'extension de la pleurésie. En sorte que par la pensée aussi bien que par la dissection, nous devons reconnaître que l'épanchement s'est opéré non pas directement dans la plèvre, mais dans une cavité de nouvelle formation, dans une cavité sans ouverture, intra-pleurale, en un mot dans un kyste pleural. C'est dans ce kyste de nouvelle formation que s'opèrent et s'opéreront toutes les évolutions actuelles et successives de l'épanchement pleurétique; c'est là que le liquide augmentera ou sera résorbé; c'est là et non ailleurs que seront versés du sang ou du pus; c'est enfin par les parois opposées de ce kyste que s'établiront les adhérences du poumon et de la plèvre. Si on ne remarque pas habituellement le kyste pleurétique, cela tient à ce que dans les autopsies, on n'ouvre pas le thorax avec les précautions nécessaires pour l'observer; si on ouvre la poitrine en incisant les cartilages costaux on le déchire en cherchant l'épanchement. Il faut d'abord percuter la poitrine afin de limiter le kyste pleurétique, puis on l'ouvre à son centre. Auparavant il est utile d'injecter de l'eau dans les poumons pour combattre la rétraction pulmonaire.

Si nous considérons le kyste en lui-même et dans ses rapports avec le poumon, nous apprécierons plusieurs faits dont il serait difficile de se former une bonne idée dans toute autre hypothèse. A l'origine ce kyste est aplati et ne contient que peu de sérosité malgré sa vaste étendue; plus tard à mesure que le liquide augmente, il change de forme sans changer d'étendue. Semblable à un ballon de caoutchouc, il tend à se rapprocher de plus en plus de la forme sphéroïdale, sa paroi pulmonaire refoule en haut la base du poumon en la chassant en quelque sorte du pli qu'elle formait. Or nous demandons, si telle est la situation du liquide pleurétique, si tel est son mode d'emprisonnement, en un mot si le liquide n'étant pas directement dans la plèvre mais dans une cavité nouvelle ayant ses parois propres et internée dans la cavité pleurale, nous demandons si ce liquide peut obéir aux lois de la pesanteur, se déplacer dans la cavité pleurale comme le liquide de l'hydrothorax? Evidemment non. Les lois de la statique des liquides ne peuvent trouver ici leur application accoutumée à cause des conditions crées par la maladie.

Quoi d'étonnant après cela que la matité ne se déplace pas quand on fait varier la position du malade. On s'explique aussi très bien pourquoi la matité est oblique de haut en bas et d'arrière en avant; pourquoi elle tend à former pendant le développement de la pleurésie une ligne a convexité supérieure.

§ III. *Du déplacement du poumon et de ses rapports avec l'épanchement pleurétique.*

Nous croyons qu'il y a plusieurs variétés anatomiques de pleurésie, variétés qui ne sauraient rentrer les unes dans les autres, et à
l'aide desquelles nous pouvons nous expliquer facilement diverses
circonstances relatives à la manière d'être du poumon dans la cavité thoracique.

On croit généralement que faute de soins un épanchement pleurétique médiocre peut devenir plus considérable et ensuite remplir
la totalité de la plèvre; puis prendre une marche décroissante, etc.
Nous ne pouvons partager cette manière de voir et voici les raisons
que nous pensons pouvoir en donner. Un épanchement qui occupe
toute la cavité de la plèvre depuis la base jusqu'au sommet est le
résultat d'une pleurésie *primitivement* générale, et diffère absolument de ces épanchements ordinaires qui, après avoir occupé le tiers
ou la moitié inférieure de la plèvre, subissent le phénomène de la
décroissance et de la résorption. Dans le premier cas, *dès le début,* la
pleurésie présentait déjà toutes les conditions nécessaires pour produire un épanchement généralisé, et rien ne pouvait empêcher que
cet épanchement se présentât sous cette forme. Ce résultat devait en
quelque sorte fatalement arriver. Dans le second, au contraire, la
pleurésie était telle, que l'épanchement ne pouvait dépasser certaines limites, et qu'avec une fatalité toute aussi absolue que dans le
cas précédent il ne pouvait se généraliser. Ces différences, dont la
clinique présente des exemples si incontestables ne s'expliquent bien
que par la conception des phénomènes d'enkystement signalés dans
le paragraphe précédent.

Nous avons dit que la pleurésie est souvent locale; ce n'est pas
alors toute l'étendue de la surface de la plèvre qui est le siége de
l'inflammation, un de ses points seulement en est attaqué. Ce sera
par exemple cette portion de la plèvre pulmonaire qui recouvre le

lobe inférieur du poumon ; ce sera aussi toute la portion correspondante de la plèvre pariétale. C'est sur ces points seulement que s'épanchera cette sérosité fibrineuse, cette *liqueur du sang,* dont nous avons parlé et que se produira cette concrétion fibrineuse connue sous le nom de fausses membranes, de matière plastique, d'adhérences, etc. ; sur les limites de la surface enflammée s'arrêtera la production des matières concrescibles et en ces points limitrophes s'établiront entre le poumon et la paroi pariétale les tractus fibrineux connus sous la fausse dénomination d'adhérences. A notre avis ce ne sont pas des adhérences, il n'y a nulle nécessité à ce que des adhérences s'établissent dans ce point et nous ne voyons pas qu'elles puissent avoir aucun but providentiel à y remplir. En effet, elles ne se forment pas dans ce lieu pour arrêter le liquide et prévenir son ascension, elles se forment dans ces points, parce que là finit l'inflammation pleurale. D'ailleurs ce ne sont pas des adhérences, mais le repli ou, pour mieux dire, la partie réfléchie de la fausse membrane pulmonaire sur la plèvre pariétale, ou encore, l'une des extrémités de ce kyste allongé dans l'intérieur duquel vont s'accomplir toutes les évolutions de l'épanchement.

Les choses étant ainsi disposées, l'épanchement qui doit survenir est réglé par l'étendue du kyste à remplir et non par l'étendue de la capacité pleurale. Cela ne veut pas dire qu'il ne pourra pas se manifester des signes d'un épanchement plus ou moins abondant et graduellement croissant, mais cette augmentation de liquide ne sera pas indéfinie, elle aura pour terme la distension complète du kyste pseudo-membraneux, laquelle distension s'arrêtera lorsque la forme sphéroïdale sera atteinte. Or, on le voit, selon que le kyste sera plus ou moins grand, l'épanchement pourra remonter plus ou moins haut. Dans ces différentes conditions le poumon est soumis à une action de même nature, mais dont les résultats sont très-différents, ainsi que nous allons le voir par les considérations suivantes.

Lorsque le poumon est en rapport avec un épanchement de moyen volume contenu dans un kyste qui ne lui permet pas de développement ultérieur, cet organe subit une compression et un déplacement qui n'excluent cependant pas une certaine indépendance et une certaine liberté de l'organe. Le kyste pleurétique repose par sa base sur le diaphragme et s'interpose principalement entre la partie postérieure du poumon et la gouttière formée par l'ensemble des angles costaux. Il remonte jusqu'à la partie moyenne du poumon ; sur la partie latérale du thorax ce kyste s'étend suivant une ligne oblique de haut en bas et d'arrière en avant, mais il ne se prolonge pas plus vers la partie antérieure de l'organe que vers son sommet postérieur.

Si le liquide vient à augmenter de quantité dans l'intérieur du kyste pleurétique, le poumon sera d'abord soulevé, séparé du diaphragme par le liquide accumulé dans la partie inférieure de la plèvre ; puis la portion ascendante de ce même liquide s'interposera entre le poumon et la partie postérieure des côtes et refoulera cet organe en avant. Mais d'ailleurs le poumon ne quittera ni la paroi antérieure du thorax, ni le sommet de la cavité thoracique ; il conservera de la sorte la généralité de ses rapports et n'aura subi en réalité qu'une compression qui n'aura aucune influence fâcheuse sur ses fonctions. Lorsque l'épanchement disparaîtra, non-seulement l'organe pulmonaire tendra à reprendre sa situation primitive, mais encore le retrait même du kyste l'y obligera et le ramènera au contact des points dont il avait été séparé.

Ici, comme on le voit, l'épanchement a été sans danger, parce qu'il n'a pas compromis assez complétement la fonction pulmonaire et qu'après l'absorption du liquide épanché le poumon a repris nécessairement sa situation normale. Dans cette condition le poumon n'a jamais cessé d'être suffisamment libre, il n'a été que très-incomplétement soumis à l'influence de l'épanchement.

Dans le cas d'épanchement complet, c'est-à-dire d'une pleurésie que nous appellerons *totale*, il en est tout autrement ; le poumon est entièrement soumis à l'influence du liquide épanché ; il en subit l'action d'une manière passive, et par cette influence il perd ses fonctions, d'abord d'une manière temporaire, puis d'une façon permanente.

En effet, si dans cette condition nous considérons le kyste dans son ensemble, nous le voyons s'étaler d'une part sur toute la surface interne de la cavité thoracique, côtes, diaphragme, médiastin (feuillet pariétal du kyste); d'une autre part, en se réfléchissant sur la racine du poumon, il revêt tout l'organe pulmonaire en formant à sa surface une couche pseudo-membraneuse non interrompue (feuillet viscéral).

Il résulte de cette disposition que le poumon n'est plus situé, à proprement parler, dans la cavité pleurale pariétale, mais dans une cavité nouvelle et de nouvelle formation, celle du kyste mathématiquement inscrit à la plèvre.

Or, les choses étant dans cet état, on conçoit que le poumon va être entièrement subordonné aux phénomènes qui se produiront dans la cavité de nouvelle formation. Le liquide va se produire en quantité graduellement croissante, car rien ne saurait lui présenter d'obstacles en raison de l'étendue de son kyste; le poumon sera comprimé concentriquement, et il subira une pression égale dans tous les sens, qui en amènera l'amoindrissement et presque l'annihilation. Alors il se rétrécira dans tous les sens, se ratatinera sur sa racine et s'appliquera contre le médiastin. A peine conservera-t-il des rapports avec les côtes supérieures et la région claviculaire. Or, on le conçoit, les conditions d'évolution ultérieure de l'épanchement et du poumon sont autres que dans le cas précédent, et les conséquences en sont également différentes. A mesure que le poumon s'est rétréci et rapproché de la colonne vertébrale, la portion viscérale du kyste s'est épaissie, indurée, organisée même. Lorsque le liquide viendra à diminuer et à disparaître, le poumon subira de nouveau une influence de réduction de la part de la portion du kyste qui le recouvre. En effet, cette portion du kyste se rétrécira dans tous les sens en atténuant, par un progrès concentrique, le poumon emprisonné. Nous désirons faire remarquer ici que cette réduction du poumon est due à l'influence du kyste et nullement à celle des adhérences, comme la généralité des auteurs l'établissent. Invoquer l'action toujours la même des adhérences serait supposer que lesdites adhérences se forment toujours dans les mêmes points, dans des conditions identiques, ce qu'il n'est pas possible de supposer avec la variabilité et l'irrégularité ordinaire de la plupart des lésions pathologiques.

Diverses conséquences intéressantes découlent des remarques précédentes.

Il existe un cas seulement où le liquide est libre et susceptible de circuler vaguement dans la plèvre, c'est celui dans lequel le kyste est généralisé; alors on peut, à la rigueur, voir le liquide se déplacer comme dans l'hydrothorax, si l'épanchement n'est pas trop abondant. Quand le kyste est restreint, c'est-à-dire partiel, le déplacement du liquide ne saurait être observé.

Une autre conséquence d'un très-grand intérêt est relative à la disposition de ce qu'on appelle les *adhérences consécutives à la pleurésie*. Ces adhérences ne sont pas, comme souvent on paraît l'imaginer, irrégulières, vagues, indéterminées; elles affectent la plus grande précision dans leur siége, leur étendue et leurs rapports avec le poumon et les côtes. Ces adhérences sont, primitivement, au moins, la partie réfléchie du kyste pleurétique, partie qui indique les limites de l'inflammation pleurale. Elles ne sont pas irrégulièrement placées, elles se suivent sans interruption, ou, pour mieux dire, elles forment un tout, une chaîne continue qui sépare, dans une pleurésie partielle, la partie saine de la plèvre de la partie enflammée. Lorsque le liquide a disparu, leurs vestiges persistent et forment une barrière entre la partie autrefois malade et celle qui ne l'a pas été.

Notons, en outre, qu'il peut se former à travers la cavité du kyste des adhérences, par conséquent, entre son feuillet viscéral et son feuillet pariétal. Ces adhérences traversent le liquide et sont faciles à distinguer des précédentes par leur forme de tractus ou de colonnes isolées ; du reste leur disposition n'offre rien d'important.

Des considérations qui précèdent, il est facile de conclure que, s'il survenait une nouvelle pleurésie dans le lieu primitivement affecté, elle ne saurait dépasser les limites de la pleurésie initiale, parce que le liquide se trouverait forcément arrêté par les limites du kyste de l'ancienne pleurésie : c'est ce qui a lieu en effet dans les récidives de pleurésie si communes chez les phthisiques.

Autre conséquence : si une pleurésie se développait à la partie supérieure de la plèvre chez un individu qui aurait eu auparavant une pleurésie de la base, le liquide ne saurait descendre plus bas que la limite supérieure de l'ancienne pleurésie.

§ IV. *Des syncopes, de leur mécanisme.*

Il y a longtemps que l'on répète, sous l'inspiration de M. Louis. que la pleurésie aiguë simple, c'est-à-dire sans complication, n'est point mortelle, ni même dangereuse. Il y a longtemps aussi que les faits ont protesté contre cette assertion trop absolue. Sans parler de la pleurésie double, qui, de l'aveu général, est une affection des plus rapidement mortelle, plus dangereuse même que la pneumonie double, si nous nous reportons à cette forme particulière de pleurésie que nous avons nommée *pleurésie totale*, nous pouvons déjà établir par le raisonnement seul qu'il s'agit d'une affection assez importante pour mettre en danger les jours du malade. Mais sortons de ces généralités qui pourraient être contestées, et interrogeons les faits.

Nous savons que la pleurésie double présente comme danger capital la menace d'une mort subite. Le trouble, ou pour mieux dire l'obstacle porté à l'hématose par la compression des deux poumons en donne l'explication. Nous savons également que les épanchements hydrothoraciques doubles non inflammatoires exposent les malades aussi à la mort par le même mécanisme ; et ce fait nous

montre qu'il s'agit d'une influence purement mécanique, que la nature de la lésion (inflammatoire dans un cas, seulement sécrétoire
dans l'autre) est sans aucune influence sur ce mode fatal de terminaison.

Le même résultat s'observe dans les épanchements pleurétiques
d'un seul côté, et, sans la proposition de M. Louis, on n'aurait jamais été dans la nécessité de relever les cas de morts subites dans la
pleurésie simple comme constituant un fait singulier et surprenant.
L'assertion de M. Louis a donc été la cause de recherches à cet égard,
et l'on n'a pas eu de peine à trouver des faits pour la contredire.
Chomel, M. Lacaze-Duthiers, M. Aran, en ont présenté de nombreux
exemples. Nous devons surtout à M. le professeur Trousseau d'avoir
spécialement fixé l'attention des médecins sur ce point. (Voir *Clinique
de l'Hôtel-Dieu.*) En outre, nous savons que, dès 1854, M. Racle, dans
ses leçons particulières, insistait beaucoup auprès de ses élèves sur les
dangers de certaines pleurésies simples, et consultant nos notes prises
à son cours fait il y a trois ans, nous y avons trouvé de précieux
matériaux pour la rédaction de ce paragraphe. Quant à nous, notre
attention s'est particulièrement fixée sur un autre point qui a avec
le précédent les rapports les plus intimes. Nous n'avons nullement
la prétention d'indiquer un fait nouveau, mais nous croyons que
l'attention ne s'est jamais peut-être fixée d'une manière suffisante,
et surtout aussi utile que possible au point de vue du traitement sur
le phénomène auquel nous faisons allusion : nous voulons parler
des syncopes fréquentes et prolongées dans la pleurésie.

La pleurésie, au début, présente quelquefois des lipothymies et
des syncopes. Tant qu'il n'y a pas d'épanchement, ces phénomènes
n'ont rien de particulier à la maladie ; ce sont des accidents initiaux
ou de début. Ils ressemblent à ceux que l'on peut observer au commencement de la pneumonie, ou de la fièvre typhoïde, ou de toute
autre maladie grave. Souvent ce sont de simples prodromes.

Ces syncopes ne sont, d'ailleurs, *ni prolongées, ni répétées.* Mais,
lorsque l'épanchement est survenu, lorsque le poumon est manifes-

tement comprimé par une quantité notable de liquide, on voit les syncopes *se reproduire, se répéter;* tandis que, si on observe comparativement d'autres maladies aussi graves ou même plus graves, parvenues également à leur période d'état, on est étonné de ne rien voir de semblable. La syncope pleurétique survient très-souvent au milieu du plus grand calme, lorsque le malade est assis dans son lit ou couché sur un côté, la tête élevée. Il éprouve tout à coup un sentiment d'affaiblissement, des vertiges, de l'obscurcissement de la vue; il sent son cœur *nager* dans un liquide; il pâlit, se couvre de sueurs froides; les battements du cœur s'accélèrent, le pouls devient filiforme, insensible, et la syncope arrive. Alors le malade est froid, décoloré, avec une teinte légèrement violacée des lèvres, des ailes du nez et du pourtour des yeux; la langue est froide, les muqueuses sont pâles. La durée de cette syncope est singulièrement longue; nous avons toujours été frappé de la difficulté qu'on éprouve à faire revenir les malades et de la lenteur du retour à la vie.

Quelquefois plusieurs syncopes se succèdent presque sans interruption; d'autres fois, et le plus souvent, la syncope se produit à l'occasion d'un mouvement dans le lit, d'un accès de toux, d'un effort.

On ne saurait accuser de cet accident ni la gravité de la maladie, ni l'état fébrile. En effet, nous l'avons vu survenir lorsqu'il n'existait que peu ou point de fièvre, lorsque les malades n'étaient ni affaiblis, ni épuisés par la maladie. On peut trouver, à notre avis, une explication fort simple de cet accident syncopal dans les troubles fonctionnels créés par les lésions anatomiques de la pleurésie.

Disons tout d'abord que c'est particulièrement dans les pleurésies du *côté gauche*, et accompagnées d'un épanchement assez considérable, que les syncopes se présentent, qu'elles se remarquent aussi particulièrement chez les malades dont le pouls accuse une grande étroitesse.

On peut conclure de suite de cette double observation que c'est à un trouble de la circulation cardiaque que nous voulons rapporter l'origine des syncopes.

Presque toujours, en effet, le cœur est déplacé dans la pleurésie gauche; mais, quand même il ne le serait pas d'une manière appréciable, nous n'en persisterions pas moins dans notre opinion. Lorsque le cœur est déplacé ne voit-on pas qu'il décrit par sa pointe un *arc de cercle* dont le centre se trouve au niveau de l'*origine* des gros vaisseaux partant de la base des ventricules; ne voit-on pas que ces gros vaisseaux fixés dans une position invariable par leurs connexions avec les parties environnantes doivent subir ou un aplatissement ou une torsion qui diminuera leur calibre? Ne comprend-on pas qu'il doit résulter delà des embarras considérables de la circulation afférente au cœur ou efférente de cet organe et partant des troubles dans tout l'organisme?

Un des effets de cette gêne de la circulation vasculaire centrale est le rétrécissement du pouls radial dont nous avons déjà parlé. Ce fait, dont nous donnons ici l'explication, nous sert en même temps de démonstration.

Une autre preuve de la réalité de ce trouble cardiaque se tire de l'auscultation. En plaçant l'oreille sur le cœur d'un individu pleurétique, on trouve que les battements sont *faibles, petits, précipités,* quelquefois comme avortés; enfin on constate de temps à autre des intermittences.

Sans doute, on pourrait nous dire que les syncopes s'observent quelquefois dans la pleurésie droite sans aucun déplacement appréciable du cœur et qu'alors on ne saurait invoquer notre explication. Nous ne nions pas l'objection, bien que les syncopes soient infiniment rares dans les pleurésies droites. Mais alors il faut faire intervenir un nouvel élément auquel nous attribuons encore une part très-large même dans l'explication que nous avons donnée précédemment, nous voulons parler de la coagulation du sang dans le cœur. L'analogie de l'endocarde et de la plèvre a conduit à établir théoriquement l'association fréquente de l'endocardite et de la pleurésie., et en fait les choses se passent ainsi. Dans les autopsies de pleurésies comme dans celles de pneumonies, on trouve dans les cavités droites et quelquefois dans les cavités gauches des masses de fibrine jaunâtre demi-transparente qui empâtent les colonnes charnues et obstruent en partie les orifices. Or, si cette lésion se rencontre dans une pleurésie droite, elle peut bien expliquer les quelques cas de syncopes observés. Mais si cette lésion se rencontre dans une pleurésie gauche alors que les vaisseaux sont aplatis ou tordus, on comprendra l'importance qu'elle apportera aux influences précédentes.

Nous ne croyons pas devoir entrer dans des détails plus circonstanciés sur un fait si facile à comprendre, nous voulions seulement attirer l'attention sur les points suivants :

1° La pleurésie simple peut causer la mort subite ;

2° Elle peut déterminer pendant son cours des syncopes fréquentes et prolongées, sorte de préparation ou d'acheminement, si nous pouvons ainsi dire, à la fatale terminaison ;

3° Nous croyons qu'on n'a pas accordé assez d'attention à cet avertissement qui est de nature à inspirer une thérapeutique active et même hardie : il nous semble voir ici une des indications les plus certaines de la thoracentèse, et nous ne trouvons pas de traitement qui puisse mieux combattre ces syncopes signes d'un danger imminent ;

4° La syncope de la pleurésie au début peut être un simple prodrome ;

5° Celle de la période d'état est un symptôme tout particulièrement lié à l'épanchement et qui n'a point d'analogue dans d'autres maladies ;

6° La syncope s'explique par plusieurs conditions qui peuvent être isolées ou réunies, le déplacement du cœur, l'aplatissement ou la torsion des gros vaisseaux, la production de caillots dans le cœur,

caillots du reste dont on conçoit la dissolution pendant la guérison
du malade.

---

§ V. *De la douleur dans la pleurésie.*

Dans la pleurésie comme dans la pneumonie et la pleurodynie,
la douleur est située en dehors du mamelon et au-dessous. Pour
distinguer le point de côté pleurétique de celui qui est dû à une
simple pleurodynie, on a dit que dans ce dernier cas la douleur
était surtout très-superficielle, qu'elle s'exagérait à la pression tandis que celle-ci n'avait aucune action sur le point de côté pleurétique. Ces distinctions ne nous paraissent pas très-pratiques, la présence de la fièvre, l'absence du murmure vésiculaire, la matité seront des moyens bien plus certains pour éviter toute confusion. Au
début, lorsque l'épanchement ne s'est pas encore opéré, le point de
côté est souvent pris pour une simple pleurodynie, quelquefois on
traite le malade pour ce seul fait et le point de côté disparaît sous
l'influence du traitement ; mais il ne tarde pas à reparaître au bout
d'un certain temps, il se manifeste plus douloureux qu'auparavant
et on n'est pas longtemps sans constater les signes d'un épanchement. C'est à cause de cela que certains médecins ont prétendu que
la pleurodynie pouvait se transformer en une véritable pleurésie.
La douleur de côté occasionnée par une pneumonie est d'une intensité médiocre, elle est plus profonde, plus sourde et persiste quelquefois un peu moins longtemps que celle causée par une pleurésie.

La douleur manque bien plus souvent dans la pneumonie que
dans la pleurésie, particulièrement dans la pneumonie des vieillards,
dans la pneumonie lobulaire des enfants, dans celle consécutive à
une bronchite capillaire ou simple. Chez l'adulte, dans la pneumonie franche on constate presque toujours la douleur de côté ; cependant il faut encore excepter les cas de pneumonie du sommet. Le

retour de la douleur indique le plus souvent soit une récidive, soit une complication.

Dans les pleurésies diaphragmatiques, la douleur se manifeste d'une manière toute particulière; les malades ressentent une douleur atroce; les inspirations ordinaires sont petites, mais n'offrent rien de remarquable, puis vient tout à coup une grande inspiration qui s'arrête brusquement; le malade jette un cri bref, douloureux, les traits se contractent; on observe, en un mot, ce que les anciens appelaient le rire sardonique.

Cette douleur accompagne souvent la péricardite, aussi Corvisart l'avait prise pour un symptôme de cette affection. Cette erreur resta dans la science jusqu'au moment où parurent les belles recherches de M. le professeur Bouillaud sur la péricardite et l'endocardite. Ce fut lui qui démontra d'une manière péremptoire (voir *Traité clinique des maladies du cœur*) :

1° Que la péricardite la plus simple est celle dans laquelle la douleur manque absolument;

2° Que la péricardite rhumatismale est souvent aussi indolente ou du moins très-peu douloureuse s'il n'existe pas de pleurésie.

En outre, M. Bouillaud fait remarquer que dans beaucoup de péricardites la douleur est sourde et si légère que les malades ne s'en plaignent pas, que dans la péricardite compliquée de pleurésie ou ou de pleuro-pneumonie la douleur n'est jamais plus vive que dans les cas où l'inflammation affecte la plèvre diaphragmatique et la plèvre costale correspondante. (Voir la *Nosographie*.)

Il est utile ici de rappeler que la pleurésie droite se propage surtout vers le foie, et la pleurésie gauche plus particulièrement au cœur et à la rate.

En résumé, lorsqu'on observera des hoquets, des sanglots, le rire sardonique, une douleur profonde à la base de la poitrine, on devra songer à une pleurésie diaphragmatique.

§ VI. *De l'égophonie.*

Notre intention n'est pas de rappeler ici que l'égophonie a pour caractère la voix *chevrotante*, qu'elle est habituellement circonscrite à l'angle inférieur de l'omoplate ou à la moitié inférieure de la fosse sous-épineuse ; en un mot, nous ne voulons pas traiter complétement l'histoire de l'égophonie, mais seulement attirer l'attention sur un point particulier qui nous a frappé dans l'étude que nous avons faite de ce symptôme. Dans tout le courant de cette thèse nous procédons, comme on le voit, de la même manière.

On admet généralement que l'interposition d'une masse liquide est nécessaire pour que le chevrotement de la voix puisse se produire. Laënnec, plaçant une vessie à moitié remplie d'eau dans l'espace interscapulaire d'un jeune homme bien portant, entendit un chevrotement de la voix au lieu du murmure naturel qu'il entendait avant d'appliquer le liquide. Cependant M. Landouzy (1) a cherché à démontrer dans ces derniers temps que l'égophonie était due à une modification particulière du poumon, et non à la présence d'un liquide. Cela nous a engagé à produire l'observation suivante, dont la discussion nous a paru mettre à néant les idées de M. Landouzy sur la cause de l'égophonie et confirmer, au contraire, celles de Laënnec.

En février 1862, une jeune fille de 12 ans entre dans le service de M. Blache. L'interne de garde constata l'existence d'un épanchement pleurétique à gauche. Cet épanchement datait de huit jours et avait été annoncé par un peu de fièvre, par des douleurs légères. Le liquide occupait toute la cavité pleurale ; il restait des traces de sonorité sous la clavicule. Le lendemain, MM. Roger et Racle examinèrent la petite malade et reconnurent ce qui suit : matité absolue et résistance au doigt dans tout le côté gauche du thorax se prolongeant même à droite du sternum. Respiration nulle partout, excepté en bas et en arrière, où l'on trouve un souffle doux, profond et voilé ;

---

(1) De la valeur de l'égophonie dans la pleurésie. *Arch. gén. de méd.* déc.,1861.

4

égophonie très-caractérisée à la partie moyenne du poumon en arrière, nulle au sommet en avant et en arrière. L'enfant ne se plaint pas d'oppression. Elle se couche facilement sur les deux côtés et sur le plan horizontal. Élévation de l'espace sus-claviculaire gauche, voussure des côtes, déviation du cœur, dont la pointe bat sous l'appendice xiphoïde du sternum, rate légèrement abaissée. En un mot, dilatation du côté gauche de la poitrine et refoulement excentrique de ses parois dans tous les sens.

Nous allons chercher à utiliser ce fait pour présenter quelques remarques sur le phénomène stéthoscopique de l'égophonie, dont la valeur, comme nous l'avons dit au commencement de ce paragraphe, a été mise en doute par M. Landouzy, de Reims.

Résumons l'observation précédente en quelques mots. Bien que l'enfant ne parût pas très-souffrante, des signes sérieux indiquaient la nécessité d'une prompte intervention ; la peau était chaude, sèche ; le pouls très-faible, à 130 ; enfin il y avait 32 respirations par minute.

Préoccupé de la gravité de ces épanchements, qui remplissent tout une cavité pleurale, et qui diffèrent essentiellement des pleurésies partielles enkystées, songeant d'ailleurs qu'il ne faut se fier ni à l'apparente bénignité des symptômes ni à l'absence d'oppression, M. Racle proposa l'opération immédiate de la thoracentèse. Il se fondait encore, pour déclarer l'opération urgente, sur la faiblesse du pouls. En effet, les autopsies démontrent que le *déplacement* du cœur (dans les épanchements de la plèvre gauche) n'est pas sans inconvénient pour la circulation ; on remarque une diminution d'action du cœur, obligé de lutter contre l'obstacle qui résulte de la torsion des vaisseaux : d'où les pertes de connaissance répétées et alarmantes.

M. Roger conseilla de différer l'opération, afin de voir si l'absorption, si active chez les enfants, ne résorberait pas au moins une partie du liquide. Il n'y avait pas de danger imminent, et l'opération fut remise ; mais, au bout de trois jours, l'épanchement avait évidemment augmenté, car la sonorité sous la clavicule gauche avait disparu : c'est alors que la thoracenthèse fut pratiquée.

Un point intéressait particulièrement. Par suite de l'évacuation du liquide, l'égophonie allait-elle disparaître, comme on devait s'y attendre, d'après les idées généralement reçues depuis Laënnec ; au contraire, allait-elle persister ou augmenter ? On sait en effet que M. Landouzy, dans son mémoire sur la valeur de l'égophonie dans la pleurésie, a formulé les deux propositions suivantes :

« Ce n'est ni au liquide ni aux fausses membranes qu'on doit rapporter l'égophonie.

« L'égophonie est due à la modification du poumon et non à la présence du liquide. »

Or, dans le cas actuel, pendant que le liquide s'écoulait, les chefs de service, les élèves et plusieurs assistants, tous ont pu observer que le point du maximum d'intensité de l'égophonie variait et s'abaissait avec l'épanchement. Lorsque le liquide ne coula plus, l'égophonie avait disparu ; on entendait alors une respiration, faible sans doute, mais bien caractérisée ; la sonorité étant revenue, le souffle avait cessé, il n'y avait plus qu'une résonnance de la voix semblable à celle du côté sain.

L'observation que nous publions diffère par beaucoup de points de celle de M. Landouzy, mais ces différences sont précisément celles qu'il importait de constater pour combattre l'explication du professeur de Reims. Ici, après l'évacuation du liquide, le poumon s'est rempli d'air ; malgré la compression qu'il a éprouvée, il est revenu à l'état absolument normal, puisque la matité et le souffle ont disparu, qu'enfin la respiration vésiculaire s'est fait entendre. Il y avait de l'égophonie : or le lieu de ce symptôme se déplaçait et s'abaissait à mesure que le liquide s'écoulait. Par le retour de la sonorité et de la respiration, nous constations l'*émergement* du poumon. L'égophonie suivait rigoureusement la limite supérieure de la matité dans son abaissement graduel ; l'égophonie, si l'on nous permet cette expression, s'écoulait avec le liquide.

Que si , par opposition , nous examinons l'observation de M. Landouzy, nous y trouvons des motifs pour ne point adopter ses opi-
nions. Les faits sont tellement évidents qu'ils sont propres à changer
en certitude les probabilités de Laënnec disant : «Tout annonce que
l'égophonie est un signe pathognomonique de l'épanchement pleurétique» (Laënnec, 4ᵉ édit., par M. le professeur Andral), et à appuyer
les démonstrations données plus tard par MM. Barth et Roger.

Il s'agit , dans l'observation de M. Landouzy, d'une femme de
33 ans , affectée d'un épanchement pleurétique occupant toute la
cavité gauche de la poitrine : « La matité est absolue dans toute
l'étendue du côté gauche (voir les *Archives générales de médecine*,
décembre 1861, lettre de M. Landouzy à M. Bailly) ; elle est également absolue au-dessus de la clavicule.....

«En aucun point ne s'entend la respiration normale ; elle est rem-
placée par un souffle tubaire, exagéré surtout dans la gouttière vertébrale.

« L'égophonie est des plus caractérisées ; elle a son maximum
d'intensité à l'union du tiers supérieur avec les deux tiers inférieurs
du poumon , un peu au-dessus de l'angle de l'omoplate ; on ne la
constate pas ailleurs. »

C'est dans ces conditions que la thoracentèse fut pratiquée.

M. Landouzy ajoute : «A la fin de l'opération , l'égophonie s'entend en arrière, plus bas qu'elle ne s'y entendait au commencement, et elle s'entend très-distinctement à la partie antérieure du
thorax, où il n'y en avait pas trace auparavant. La matité et le défaut d'élasticité persistent au même degré qu'avant la thoracentèse ,
les battements du cœur sont revenus à leur lieu normal. »

Puis, pour dernière et capitale conclusion, l'observateur ajoute :

« Ainsi, augmentation de l'égophonie et du souffle tubaire en
étendue et en intensité pendant et après l'écoulement du liquide ,
persistance de la matité. »

Pour combattre les axiomes déduits de cette observations par

M. Landouzy, nous avons besoin de scinder le résumé précédent ou au moins de le dédoubler.

Il y a à considérer, en effet, l'augmentation de l'égophonie et la persistance de la matité. Commençons par ce dernier point.

Persistance de la matité. — Lorsqu'un observateur constate dans un des côtés de la poitrine de la matité et un défaut d'élasticité avec résistance au doigt, il est obligé par l'expérience elle-même de conclure à l'existence d'un épanchement de liquide dans la poitrine ; la solidification du poumon par le fait de l'hépatisation ne produit pas ces phénomènes à un tel degré. A plus forte raison lorsque ces accidents persistent après une thoracentèse, l'observateur ne saurait être autorisé à en trouver la cause que dans la présence d'un reste d'épanchement dans la poitrine. Il ne saurait être admis à expliquer ces faits par l'induration du poumon ou par la présence de fausses membranes. Si le poumon comprimé se replaçait dans ses rapports normaux avec les parois thoraciques, il serait plein d'air et donnerait de la sonorité; si le même organe comprimé légèrement était rejoint par les parois thoraciques se rapprochant de l'axe de la cavité, la matité pourrait exister, mais n'aurait pas ce caractère de dureté et de résistance observé dans le cas précédent.

Si l'on nous demandait pourquoi nous supposons que le liquide n'a pas été complétement évacué, nous répondrions facilement à cette objection. Le liquide des épanchements pleurétiques est essentiellement fibrineux (hydropisie fibrineuse des auteurs allemands); la fibrine se solidifie au sein du liquide et y forme un réseau ou une trame qui englobe le liquide lui-même ainsi devenu prisonnier des éléments qu'il a fournis.

Dans notre observation le liquide s'est coagulé en entier après sa sortie et nous a présenté l'apparence d'une gelée solide. De 860 grammes de liquide nous avons retiré 97 centigrammes de fibrine. soit 1 gramme 11 centigrammes pour 1000 grammes. Or cette proportion, encore fort minime et au-dessous de la quantité normale de la fibrine du sang, suffisait pour donner au caillot une grande solidité. En effet, ce caillot enfermé dans un nouet, écrasé par la pression, a demandé vingt-quatre heures pour laisser égoutter toute la sérosité qu'il contenait.

A la vérité la coagulation n'existait pas dans la plèvre, et la preuve c'est que la sérosité en est sortie à l'état liquide. Mais chez notre petite malade l'épanchement remontait seulement à dix ou douze jours.

Dans le cas de M. Landouzy, l'épanchement datait de six semaines, et il est bien permis de supposer que la fibrine s'était coagulée et avait formé un réseau intra-pleural. Par la ponction, une partie de la sérosité aura pu s'écouler, mais le reste aura été d'autant mieux retenu que la fibrine, se resserrant par la déplétion de la plèvre, aura mieux emprisonné le reste du liquide.

Ainsi il sera resté dans le côté de la poitrine une partie de l'épanchement à l'état gélatineux. C'est à ce reste d'épanchement que nous attribuons la persistance de l'égophonie, celle de la matité et le défaut d'élasticité de la poitrine. En sorte que nous n'admettons nullement la seconde partie de cette proposition, formulée en ces termes par M. Landouzy : « L'égophonie annonce la compression du poumon, soit par un épanchement liquide, soit par une couche pseudo-membraneuse sans épanchement actuel. »

Il reste maintenant à expliquer l'augmentation de l'égophonie et son apparition dans des points (au devant de la poitrine) où elle n'avait pas été primitivement trouvée.

Augmentation de l'égophonie. — Ici les faits deviennent encore plus faciles à interpréter. L'égophonie ne se remarque pas immédiatement dans tous les épanchements pleurétiques. Quand l'épanchement est considérable, elle n'est point perçue ; à peine se montre-t-elle à la partie moyenne et postérieure de la poitrine, vers l'angle de l'omoplate (là le poumon, condensé et refoulé sur sa racine, est le plus près possible de la paroi thoracique).

Que si le liquide est moins abondant, disposé en lame de 1 à 2 centimètres d'épaisseur, l'égophonie se produit avec toute son intensité, avec tous ses caractères les plus accentués.

Or, dans le cas de M. Landouzy, il nous semble bien naturel que l'égophonie n'ait été entendue que dans un point limité. Il nous semble plus naturel encore qu'elle ait été en s'accroissant, qu'elle se soit produite enfin sur le devant de la poitrine, à mesure que le liquide s'écoulait; à mesure aussi la couche de sérosité diminuait d'épaisseur, et le poumon se dilatant s'approchait de la paroi thoracique. Si tout le liquide avait été évacué, après une augmentation graduelle de l'égophonie, une décroissance graduelle aussi eût été observée, et finalement le phénomène aurait disparu.

Mais tout le liquide n'a pas été évacué par la ponction ; une partie est demeurée dans la plèvre, emprisonnée par la fibrine coagulée. Cette portion gélatineuse a constitué au poumon une enveloppe révélée par une matité puissante, et c'est cette couche à demi liquide qui a continué à produire l'égophonie.

Non-seulement nous ne pouvons pas nous expliquer autrement les faits d'observation de M. Landouzy, mais les circonstances relevées par ce médecin lui-même établissent forcément les conclusions que nous présentons. Encore une fois, après la thoracentèse la matité et le défaut d'élasticité du thorax ont persisté. Ce n'est pas le poumon induré qui a pu se dilater, aller au devant des côtes et conserver un degré d'induration propre à produire cette matité absolue si bien indiquée dans l'observation.

Il est bien évident qu'entre les circonstances du fait et les conclusions déduites de ce fait il y a une contradiction flagrante. Cette contradiction ne peut cesser que si l'on en revient aux remarques établies par Laënnec et sanctionnées par une longue expérience.

Les conclusions à tirer des remarques de M. Landouzy doivent avoir une grande importance pratique. Il ne les a pas formulées, cela est vrai, mais il est facile de les imaginer, et ce remarquable praticien ne saurait nous en vouloir si nous essayons de les exprimer ici.

D'après les remarques de M. Landouzy, dans un cas où l'égophonie serait généralisée et très-accentuée, la thoracentèse n'aurait plus sa raison d'être pratiquée, l'égophonie ne révélant plus, d'après cet auteur, qu'un état particulier du poumon produit par un épanchement disparu ; par conséquent, on ponctionnerait une plèvre vide de liquide. Nous croyons qu'une semblable conclusion est erronée ; aussi nous allons chercher à la combattre.

De ce que l'égophonie est manifeste partout, il peut n'y avoir pas moins de liquide dans la plèvre que si l'égophonie est partielle. Dans le cas d'égophonie partielle, l'épanchement a refoulé le poumon contre le médiastin et la colonne vertébrale, cet organe cesse d'être en rapport avec l'oreille, et l'égophonie ne se produit pas à une si grande distance. D'ailleurs, le poumon réduit à l'état de moignon ne reçoit plus que très-peu d'air.

Dans le cas d'égophonie se manifestant partout, nous disons qu'il peut très-bien se faire qu'il n'y ait pas moins de liquide dans la plèvre, seulement il est autrement disposé. Il est étalé alors en couche à peu près égale autour du poumon ; cet organe a subi une pression concentrique régulière qui ne l'a affaissé que dans ses couchessu perficielles, mais en somme il n'a pas changé de forme. Peut-être aussi des adhérences l'ont-elles retenu par toute sa surface au voisinage de la paroi thoracique. La quantité du liquide est vraisemblablement égale à celle du cas dans lequel l'égophonie n'est pas généralisée, et nous ne voyons pas pourquoi on s'abstiendrait de pratiquer la thoracentèse.

A notre avis, elle serait tout aussi utile que dans l'autre disposition, surtout si l'on constatait le déplacement du cœur et l'affaiblissement de la circulation qui en est la suite.

§ VII. *De la transmission par un épanchement des bruits*
produits dans la cavité thoracique.

Les bruits qui se passent dans la cavité du thorax ne s'entendent
habituellement que dans les points de sa paroi les plus rapprochés
du lieu où ils se produisent. C'est pour cette raison que les bruits
du cœur se perçoivent en avant, ceux de craquement et de gargouillement, presque toujours dans la fosse sus-épineuse, sous la
clavicule et sous l'aisselle. C'est encore pour la même raison qu'un
épanchement pleurétique moyen manifeste le plus souvent ses signes
stéthoscopiques à la partie postérieure de la poitrine. Dès lors, on
conçoit très-bien pourquoi les bruits du cœur ne sont pas entendus
à la partie postérieure du thorax, ceux des cavernes à la base,
ceux des épanchements pleurétiques en avant; en effet, ces bruits
ont à traverser une trop grande épaisseur de tissu spongieux rempli
d'air, qui, comme on le sait, est mauvais conducteur du son, pour
pouvoir se faire entendre.

Lorsqu'il arrive que les bruits thoraciques sont transmis à une
grande distance du lieu où ils se produisent, c'est que des corps
solides ou liquides, c'est-à-dire bons conducteurs du son, les trans-
mettent à l'oreille du médecin.

Nous avons trouvé dans nos observations un fait assez curieux
pour que nous croyions pouvoir le rapporter ici.

Un homme âgé de 42 ans entre à l'hôpital Beaujon en 1861. Il a
beaucoup maigri depuis quatre mois, il a eu plusieurs hémoptysies.
A la suite d'un refroidissement qu'il a subi dix jours avant son
entrée, ce malade a été pris d'un violent point de côté à gauche.
Après avoir d'abord cherché à se soigner chez lui, il s'est décidé à
entrer à l'hôpital. Examiné le lendemain matin à la visite, on constata par la percussion une matité assez marquée occupant toute la paroi postérieure du côté gauche du thorax, on l'observait aussi dans

la fosse sous-claviculaire du même côté. Mais ce qui, à l'auscultation, nous frappa particulièrement, ce fut d'entendre un bruit de gargouillement s'étendant en arrière depuis le sommet jusqu'à la base du poumon. Ce bruit se manifestait avec une intensité égale dans toute son étendue. Lorsque le malade toussait et expectorait, le râle caverneux disparaissait momentanément pour reparaître peu de temps après.

Du côté droit, on percevait quelques craquements au sommet seulement; et dans toute la hauteur la sonorité était normale.

Nous fûmes porté à penser qu'il existait un épanchement à gauche; qu'outre cela le malade était tuberculeux. L'épanchement se résorba assez rapidement, et, une fois disparu, le gargouillement resta limité au sommet du poumon, c'est-à-dire qu'on ne l'entendit plus que dans la fosse sous-épineuse et sous la clavicule.

Il est très-probable que chez notre malade il existait une caverne pulmonaire, n'étant séparée de la plèvre que par une cloison très-mince, et que le bruit était transmis par une couche de liquide étendue du sommet à la base du poumon. M. Chomel, dans sa *Pathologie générale,* a signalé des faits de ce genre. Nous trouvons dans les *Archives générales de médecine* un mémoire de M. Racle, dans lequel ce médecin rapporte qu'une femme qui avait une maladie du cœur très-avancée ne présentait ni impulsion, ni bruit à la région précordiale; mais des bruits de râpe étaient perçus dans tout le côté droit de la poitrine. A l'autopsie, on trouva que le cœur n'était pas déplacé, mais recouvert en avant par une forte lame de poumon. Il existait à droite un épanchement pleurétique considérable, le liquide baignait immédiatement le médiastin et le péricarde, et on remarquait que les bruits avaient été perçus pendant la vie seulement dans les points où l'épanchement touchait les parois thoraciques.

On conçoit très-bien qu'une induration du poumon, qu'une tumeur, peuvent transmettre au loin les bruits thoraciques, on voit de plus que les épanchements et les tumeurs déplacent les organes contenus dans la cavité du thorax ; par conséquent les bruits thoraciques peuvent être déplacés de leur siége habituel ou seulement de celui de leur maximum d'intensité ; ces bruits peuvent disparaître ou acquérir une étendue considérable. Donc il ne faut pas toujours juger de l'étendue d'une lésion par l'étendue des bruits qu'elle occasionne. En effet si l'on ne tenait pas compte des remarques précédentes on serait exposé , en examinant un malade semblable à celui dont nous avons rapporté plus haut l'observation , à croire qu'il existe des cavernes depuis le haut jusqu'au bas du poumon. On conçoit facilement aussi qu'une induration assez étendue du tissu pulmonaire environnant une caverne pourra transmettre les bruits caverneux à une distance assez éloignée ; mais , dans ces cas, le bruit ira progressivement en décroissant à mesure que l'oreille s'éloignera du sommet du poumon et se rapprochera de sa base.

§ VIII. *Du souffle dans la pleurésie.*

De nombreuses observations ont été publiées pour attirer l'attention des médecins sur la présence du souffle dans la pleurésie, en effet la clinique vient prouver qu'il est assez fréquent de le rencontrer dans le courant de cette maladie.

Dans le mois de décembre 1842 , M. le professeur Monneret publia, dans la *Gazette médicale,* un mémoire très-remarquable sur la présence du souffle bronchique dans les épanchements de la plèvre, et il établit que ce souffle existe chez les *deux tiers* des pleurétiques, il admit en outre, avec M. Hirtz, qu'un épanchement *faible* ou moyen pouvait seul y donner naissance.

En 1844, MM. Barth et Roger reconnurent aussi que la respiration bronchique se montre dans la pleurésie, mais ils ne l'ont guère observée que dans un quart des cas.

Voici comment M. Monneret cherche à s'expliquer la présence du souffle pleurétique :

« Je crois, dit-il, qu'il y a modification dans le timbre des bruits qui se propagent à travers le liquide épanché dans les plèvres et qu'il faut tenir compte de la compression exercée sur le poumon, qui, sans donner à ce viscère une densité égale à celle qu'il acquiert lorsque l'épanchement est ancien, doit donner une condensation suffisante pour que les bruits qui se passent dans les bronches arrivent jusqu'à l'oreille de l'observateur. »

Nous reconnaissons, avec M. Monneret, que les épanchements pleurétiques donnent lieu à un souffle *doux, voilé,* nullement comparable d'ailleurs au souffle bronchique ou tubaire de la pneumonie. Ce dernier est rude, métallique et sec ; il donne très-bien à l'oreille la sensation d'une colonne d'air circulant dans un cylindre ; l'autre au contraire, avec son caractère d'obscurité et d'éloignement, détermine la sensation d'un son passant dans l'intervalle de deux surfaces planes rapprochées. C'est véritablement, comme on l'a dit, un bruit *plat* et, de plus, il est impossible de méconnaître, d'après ses caractères, l'intervention d'un corps liquide dans sa production.

Mais il reste à déterminer si ce bruit est produit exclusivement par l'épanchement pleurétique comprimant le poumon ou s'il ne traduit pas un état anatomique du poumon concomitant ou accessoire de la pleurésie. La question ne nous a pas paru entièrement résolue.

Évidemment le bruit de souffle n'est autre chose que le souffle normal qui se passe dans les bronches de gros calibre. Dans le poumon sain ce bruit n'est pas perçu parce que le poumon, organe vésiculaire et mauvais conducteur du son, s'interpose entre les bronches et la paroi thoracique. A l'état pathologique, au contraire, ce bruit peut être perçu lorsqu'entre la paroi thoracique et les bronches il existe une continuité non interrompue de substance solide propre à conduire le son.

Or quelques auteurs pensent que, dans l'épanchement pleurétique, le liquide comprime assez fortement le poumon pour le constituer dans un état suffisant d'induration, et le rendre apte à conduire le son bronchique. Il suffit d'avoir vu un poumon comprimé par un épanchement pleurétique moyen, pour reconnaître que cet organe n'a pas perdu son aération, qu'au contraire il est encore notablement imprégné d'air et qu'il n'a pas acquis de propriétés conductrices. Une remarque faite par la plupart des auteurs vient d'ailleurs ruiner cette manière de voir, c'est que le lieu du souffle pleurétique se trouve habituellement *au-dessus* de la matité produite par l'épanchement.

Nous reconnaissons bien qu'il existe un souffle dans la pleurésie mais nous ne l'attribuons pas au liquide; il nous semble que ce phénomène traduit une *induration* du poumon concomitante de l'épanchement, mais non pas cette induration très-incomplète produite seulement par le refoulement de cet organe.

Une hépatisation pulmonaire, ou une infiltration tuberculeuse étendue depuis les bronches centrales jusqu'à la surface du poumon, nous paraissent seules capables de donner naissance au souffle. Si l'on nous disait que ce souffle diffère par ses caractères de celui de la pneumonie, nous répondrions que la présence du liquide est bien capable d'en altérer le timbre.

Au reste, ce souffle paraît et disparaît très-facilement sans qu'on puisse rattacher ses variations à des variations correspondantes du liquide. Notre conclusion est donc que le souffle, dans la pleurésie, est le signe d'une pneumonie ou d'une tuberculisation concomitante· Avant de terminer, il est peut-être utile de rappeler qu'il est souvent nécessaire de faire faire de grandes inspirations au malade, parce que souvent le souffle de l'épanchement pleurétique est à peine perceptible quand le malade respire doucement. On sait en outre qu'au moment où l'oreille se rapproche de l'angle supérieur et interne de l'omoplate, par conséquent de la racine des poumons, un bruit de souffle *normal*, presque tubaire, qui se passe à l'origine

des conduits aériens, se fait entendre; il faudra songer à ne pas
le prendre pour un bruit de souffle morbide.

---

§ IX. *Du souffle caverneux et amphorique dans la pleurésie.*

Il est souvent dangereux de fixer uniquement son esprit sur un
de ces symptômes que l'on regarde presque comme pathognomo-
niques d'une maladie. Le médecin, habitué à rencontrer par exemple le râle crépitant presque exclusivement dans la pneumonie, a
souvent une grande tendance à juger de l'existence de celle-ci par
la seule constatation de ce symptôme. Cette manière de faire peut
devenir la cause d'une foule d'erreurs de diagnostic, lequel n'est
véritablement bien posé que par la reconnaissance d'un ensemble
de symptômes dont on a su apprécier exactement la valeur réci-
proque. C'est en ne perdant pas de vue ce principe que des médecins éminents sont arrivés à constater qu'on pouvait rencontrer du
souffle amphorique et caverneux dans la pleurésie, sans cependant
que ces bruits insolites au premier abord aient pu mettre leur saga-
cité en défaut.

Pourtant, comme un danger est d'autant plus facile à éviter qu'il
est mieux connu, nous pensons qu'il n'est peut-être pas inutile de
rappeler ici dans quelles circonstances on pourra rencontrer des
cas du genre de ceux dont nous voulons parler. Ainsi, lorsqu'un
épanchement se surajoute à une pneumonie, l'intensité du souffle
est de beaucoup accrue, au point même de prendre quelquefois un
timbre caverneux. On comprend très-bien que si en même temps
des râles bronchiques se font entendre, on pourra parfaitement
croire qu'il existe des cavernes dans le poumon. L'erreur sera d'autant plus facile à commettre que, dans les pleurésies chroniques, on
entend fréquemment une respiration bronchique simulant très-bien
la respiration caverneuse, et l'illusion sera complète si à cela vien-

nent se joindre quelques gros râles humides qui simuleront un véritable gargouillement, sans cependant qu'il y ait pour cela communication entre les bronches et la plèvre. Nous croyons que c'est avec raison qu'on a cherché l'explication de ces phénomènes, en admettant la coïncidence d'une induration pulmonaire d'ailleurs si fréquente dans la pleurésie chronique, de sorte que les bruits entendus ne seraient que le retentissement exagéré de ceux qui se produisent normalement dans la trachée et dans les grosses bronches. M. Barthez (*Archives gén. de méd.*, 1853) pense que c'est là leur origine, et nous ne pouvons mieux faire que de donner ici les conclusions de son intéressant mémoire :

1° La respiration caverneuse, la respiration amphorique, le gargouillement, peuvent être perçus dans la pleurésie et en l'absence de toute excavation pulmonaire ;

2° Ces bruits ne sont que le retentissement exagéré de ceux qui se produisent normalement dans la trachée et dans les grosses bronches.

Ces conclusions, surtout perçues dans la pleurésie chronique, peuvent aussi être perçues dans la pleurésie aiguë.

Notre excellent maître M. Béhier, qui a rapporté deux cas très-remarquables de souffle amphorique dans la pleurésie purulente (*Archives gén. de méd.*, 1854), attribue également le souffle « au retentissement du murmure trachéal transmis par le poumon induré, alors que l'épanchement très-considérable accolait cet organe très-immédiatement à la trachée. »

Ainsi il est donc bien établi que l'on peut rencontrer un souffle vraiment amphorique dans un cas d'épanchement pleurétique simple, sans qu'il y ait coïncidence de pneumothorax ou d'excavation tuberculeuse. La proposition qui précède nous indique aussi que l'on pourra observer la voix amphorique dans la pleurésie.

§ X. *Du son tympanique.*

La demoiselle X....., blanchisseuse, âgée de **27** ans, entre à l'hôpital Beaujon au mois de décembre **1861**. Examinée le lendemain de son entrée, à la visite, elle raconte qu'elle a perdu la santé depuis cinq mois. Réglée à l'âge de **17** ans, les règles ont disparu depuis six mois : c'est à partir de cette époque qu'elle a commencé à s'enrhumer. Depuis son enrouement ne l'a plus quittée. Actuellement elle est dans un état de consomption très-avancé ; les crachats sont caractéristiques de la phthisie ; ils sont ronds, nummulaires, jaunâtres, purulents ; la fièvre est continuelle, et de nombreuses hémoptysies se sont déclarées. Les résultats obtenus par la percussion sont les suivants : à gauche, sonorité à peu près normale ; à droite, en avant, sonorité exagérée et *tympanique* jusqu'à la cinquième côte. Au-dessous, matité avec douleur vive ; postérieurement, matité absolue et douleur vive dans les deux tiers inférieurs de la poitrine ; dans le tiers supérieur, son tympanique un peu moins prononcé qu'en avant, cependant bien marqué tout à fait en haut.

A l'auscultation, on constate à droite et en avant des râles ronflants, des craquements, du souffle tubaire et de la voix amphorique ; il en est de même en arrière. On observe |l'égophonie seulement dans quelques points.

A gauche on entend seulement quelques craquements humides.

Évidemment nous avons affaire à un épanchement pleurétique chronique.

La malade mourut environ un mois après son entrée à l'hôpital, trois jours après qu'une communication se fut établie entre la cavité de l'épanchement et les bronches. A l'autopsie, nous avons trouvé, au sommet du poumon *droit*, plusieurs vastes cavernes superficielles, entourées de poumon induré et pleines d'air. En outre, de nombreuses adhérences, probablement causées par d'anciennes pleurésies, attachaient très-fortement la plus grande partie du lobe supérieur à la paroi thoracique correspondante , de sorte qu'il était totalement impossible au liquide de l'épanchement de pénétrer entre ce lobe supérieur et cette paroi thoracique. Le reste du poumon , refoulé contre le rachis, baignait dans l'épanchement ; on voyait aussi dans le parenchyme de cet organe de nombreux tubercules, dont une quantité notable était ramollie. On remarquait particulièrement la caverne qui établissait la communication entre l'épanchement et les bronches. Le poumon gauche ne présentait rien d'intéressant ; on trouvait des tubercules à son sommet.

Cet examen cadavérique nous a porté à penser que le son tympanique observé en haut du poumon droit était dû soit à l'air rencontré dans les larges cavernes dont nous avons parlé ; ou bien encore ce son était peut-être causé par l'air de la trachée, du larynx et des grosses bronches, dont la sonorité aurait été transmise par la paroi thoracique et la portion de poumon adhérente à cette paroi.

C'est surtout depuis que les recherches de M. Skoda sont connues en France qu'on s'est occupé du son tympanique. Avant lui, d'après les idées généralement reçues depuis Laënnec, il était admis que la présence de fausses membranes ou d'une couche de liquide avait pour effet de diminuer la sonorité du thorax. M. Skoda a cherché à infirmer ces croyances , et il a posé en principe que la sonorité peut se manifester malgré l'interposition d'une couche liquide d'épaisseur variable entre la paroi pectorale et viscérale. La sonorité du thorax, d'après cet auteur, est à peine modifiée dans les cas de pleurésie sèche ; mais de plus il en est encore de même lorsque la couche liquide n'a pas plus de quelques millimètres d'épaisseur, et même la sonorité ne serait pas notablement altérée , lorsque la couche liquide aurait 1 centimètre d'épaisseur et même plus. D'après lui, les corps interposés (fausses membranes, couches liquides) n'ont aucune influence sur la sonorité, celle-ci dépend uniquement des conditions dans lesquelles sont placés le poumon et la paroi thoracique correspondante. Pour M. Skoda , les différents organes ne

résonnent pas différemment les uns des autres, ce n'est que l'air
contenu dans ces organes qui, par ses vibrations, nous fournit les
différents sons que nous obtenons par l'intermédiaire du plessimètre.
Si les régions de la rate, du foie, du cœur, de l'estomac, du poumon, rendent des sons qui diffèrent entre eux, cette différence est
due à ce que la *quantité*, la *distribution* et la *tension* de l'air contenu
dans ces régions varient. Aussi toutes ces différences de son four-
nies par la cavité thoracique et abdominale ne peuvent se traduire
par une seule échelle graduée de plus ou moins de résonnance.
Tout son au contraire présente quatre caractères. Chacun de ces
caractères présente les gradations diverses d'intensité:

1° Du son plein au son vide,

2° Du son clair au son sourd,

3° Du son tympanique au son non tympanique,

4° Du son aigu au son grave.

Le premier groupe de sons dépend de la quantité absolue d'air
que l'on fait vibrer ;

Le second, de la quantité relative ou de la qualité ;

Le troisième, de la tension exercée sur les parois ;

Le quatrième, du nombre des vibrations de l'air.

Ces différentes résonnances peuvent se combiner presque à l'infini.
Ainsi le son plein peut être clair ou sourd, mais avant d'être l'un ou
l'autre il peut passer par toutes les gradations que l'on peut imaginer entre un son complétement clair et un son complétement sourd.
Il en sera de même pour le son vide. Prenons encore pour exemple
le son tympanique : celui-ci peut être plein ou vide, clair ou sourd,
plein et clair ou plein et sourd, vide et clair ou vide et sourd.
Maintenant il ne resterait plus qu'à chercher le degré d'acuité ou
de gravité de ces différents sons. Aussi nous ne croyons pas devoir
rechercher si la théorie de M. Skoda est vraie au point de vue de la
physique, car nous doutons trop qu'un médecin praticien puisse
s'habituer à reconnaître sur un malade toutes les variétés de sons
qu'on peut imaginer avec cette théorie. Notons cependant que le

point de départ de M. Skoda n'est pas exact, car tout corps solide ou liquide ne contenant pas d'air rend à la percussion médiate un son qui lui est propre. M. le professeur Piorry a lui aussi admis de nombreuses nuances, assez vivement critiquées par le médecin de Vienne; ces nuances, il les a représentées par les noms de fémoral, stomacal, hépatique, pneumonique, entérique, etc. (voir le *Traité de médecine pratique,* n° 675). Ces divisions reposent à la fois sur la notion du son et sur la résistance.sentie à la percussion; ajoutons que M. Piorry attache peu d'importance à ces distinctions. En effet elles reposent surtout sur la quantité d'air que contiennent les organes percutés et ne sont dues ni au parenchyme pulmonaire, splénique, etc., ni aux parois de l'estomac ou de l'intestin. Sans nous étendre davantage sur ces divisions, nous croyons avec Laënnec et M. Piorry que les gradations comprises entre le son très-clair et le son très-mat suffisent amplement aux besoins de la clinique. En détournant les mots de leur sens usuel, il devient très-difficile de s'entendre; ainsi, pour les médecins français, le son tympanique indique surtout la clarté extrême et l'intensité de la résonnance. Pour donner une idée du son tympanique de Skoda, nous dirons que cet auteur pense qu'il dépend de la plus ou moins grande tension des parois contenant l'air. Ainsi, on obtient un son tympanique lorsque la partie percutée contient une certaine quantité d'air avec des parois lâches vibrant facilement. Le son non tympanique indique ou l'absence d'air en quantité suffisante ou sa présence dans des parois fortement tendues. Si nous entrons dans d'aussi longs détails, c'est que M. Skoda ayant remarqué le premier le son tympanique dans la pleurésie, il est juste d'expliquer ce que cet auteur entend par son tympanique et comment il en comprend la production. Pour donner une idée de ce son, nous dirons que le son stomacal avec ses variétés représente assez bien cette résonnance à timbre particulier que le professeur de Vienne appelle son tympanique.

En France, M. Roger a fait des expériences qui paraissent donner raison à M. Skoda dans ses théories sur la cause du bruit tympanique dans la pleurésie (voir *Archives générales de médecine*, 4ᵉ série, tome XXIX). Dans une première expérience, il observa qu'une couche pseudo-membraneuse ne modifiait pas la sonorité pulmonaire.

Dans une seconde expérience, plongeant dans un seau plein d'eau un poumon, il vit qu'à 8 centimètres au-dessous de la surface du liquide le son pulmonaire reparaissait, qu'il prenait graduellement un timbre tympanique creux à mesure qu'on s'approchait de la surface liquide, et qu'à quelques millimètres seulement au-dessous de cette surface le son était devenu clair et un peu creux. Cette expérience semble prouver que le tissu pulmonaire, moins aéré qu'à l'état sain, donne un son tympanique, et qu'il faut en outre, pour que ce son se produise, la présence d'un épanchement assez abondant comprimant entièrement la portion inférieure du poumon et réduisant la supérieure de volume. Mais, d'un autre côté, M. Aran (voir traduction de Skoda) a combattu MM. Skoda et Roger, en disant que plusieurs fois, dans des pleurésies datant au plus de quarante-huit heures, il avait constaté une augmentation de résonnance dans toute la hauteur du poumon, aussi bien en arrière qu'en avant, quoique la matité et l'affaiblissement du murmure respiratoire fussent insignifiants, et par conséquent l'épanchement encore très-peu abondant. M. Roger a rencontré 41 fois le son tympanique sur 51 pleurésies. Consultant nos observations de pleurésies où nous avons toujours noté ce son, nous ne le trouvons pas dans une proportion aussi fréquente.

M. le professeur Monneret (*Bulletin de la Société médicale des hôpitaux*, 2ᵉ série, n° 10) rapporte des observations qui l'ont porté à penser que, dans les pleurésies, le tissu pulmonaire comprimé par l'épanchement, et confiné d'une part à la paroi thoracique, de l'autre aux bronches, à la trachée, au larynx, transmettait la vibration claire tympanique déterminée par la percussion. Cette dernière explication paraît satisfaire davantage l'esprit. Nous ne voulons pas dire par là que nous regardons la question comme jugée, mais il nous semble que la difficulté que nous éprouvons ici pour trouver une solution démontre ce que nous disions au commencement de cette étude, que la solution des problèmes de physique s'élevant à propos des maladies même les mieux connues, présente de nombreuses difficultés. Nous avons essayé d'éclaircir quelques-uns de ces problèmes, nous ne croyons pas y avoir réussi ; mais nous espérons qu'il nous sera tenu compte de nos efforts pour y parvenir, et de l'indépendance avec laquelle nous avons avancé certaines idées qui nous ont paru être l'expression de la vérité.

QUESTIONS

SUR

LES DIVERSES BRANCHES DES SCIENCES MÉDICALES.

Physique. — Des poulies fixes ou mobiles ; applications à la mécanique animale.

Chimie. — Des caractères distinctifs de l'acide sulfhydrique.

Pharmacie. — Comment parvient-on à extraire et à rectifier les huiles essentielles? Comment peut-on reconnaître si les huiles sont falsifiées ?

Histoire naturelle. — Exposer les phénomènes de la fécondation dans les végétaux.

Anatomie. — Du mode de terminaison des nerfs dans les membranes tégumentaires et les organes sensoriaux.

Physiologie. — De la sécrétion urinaire.

Pathologie interne. — Des principales altérations physiques et chimiques du sang.

Pathologie externe. — De la coxalgie.

Pathologie générale. — Des crises dans les maladies.

Anatomie pathologique. — De la péritonite aiguë et chronique.

Accouchements. — De l'application du forceps.

Thérapeutique. — Existe-t-il des diurétiques ?

Médecine opératoire. — Des indications et des contre-indications opératoires.

Médecine légale. — De l'appréciation de l'état mental des sourds et muets.

Hygiène. — Des conditions de santé à la première enfance, comparativement avec celles qui appartiennent à la seconde enfance.

Vu, bon à imprimer.

BOUILLAUD, Président.

Permis d'imprimer.

Le Vice-Recteur de l'Académie de Paris,

A. MOURIER.